Libro de registro de la manga gástrica

Este libro pertenece a:

Este libro le ayudará a realizar un seguimiento de su dieta diaria, sus emociones, la ingesta de vitaminas y suplementos, los patrones de sueño, la ingesta de proteínas, el consumo de agua y mucho más.

Libro de registro de la manga gástrica

Fecha : / /

Peso

Consumo de agua

1 Taza = 8 OZ

Medicamentos/suplementos

	bajo	medio	alto
Calidad del sueño	○	○	○
Nivel de energía	○	○	○
Nivel de actividad	○	○	○

Mi estado de ánimo   mal · normal · bien   ○○○○○○○○○

Ejercicio

Notas, objetivos, acontecimientos diarios

Registro de alimentos

Alimentación	Tiempo	Inmediatamente	Después de 1 hora	Después de 3 horas

Realice un seguimiento de su dieta, estado de ánimo, comidas, calorías, medicamentos/suplementos, ejercicio, peso y cirugía de bypass gástrico.

Libro de registro de la manga gástrica

Fecha : / /

Peso

Consumo de agua

1 Taza = 8 OZ

Medicamentos/suplementos

	bajo	medio	alto
Calidad del sueño	○	○	○
Nivel de energía	○	○	○
Nivel de actividad	○	○	○

Mi estado de ánimo   mal   normal   bien
○○○○○○○○○

Ejercicio

Notas, objetivos, acontecimientos diarios

Registro de alimentos

Alimentación	Tiempo	Inmediatamente	Después de 1 hora	Después de 3 horas

Realice un seguimiento de su dieta, estado de ánimo, comidas, calorías, medicamentos/suplementos, ejercicio, peso y cirugía de bypass gástrico.

Libro de registro de la manga gástrica

Fecha :   / /
Peso

Consumo de agua

1 Taza = 8 OZ

Medicamentos/suplementos

	bajo	medio	alto
Calidad del sueño	○	○	○
Nivel de energía	○	○	○
Nivel de actividad	○	○	○

Mi estado de ánimo   mal   normal   bien
○○○○○○○○○

Ejercicio

Notas, objetivos, acontecimientos diarios

Registro de alimentos

Alimentación	Tiempo	Inmediatamente	Después de 1 hora	Después de 3 horas

Realice un seguimiento de su dieta, estado de ánimo, comidas, calorías,medicamentos/suplementos, ejercicio, peso y cirugía de bypass gástrico.

Libro de registro de la manga gástrica

Fecha :   /   /

Peso

Consumo de agua

1 Taza = 8 OZ

Medicamentos/suplementos

	bajo	medio	alto
Calidad del sueño	○	○	○
Nivel de energía	○	○	○
Nivel de actividad	○	○	○

Mi estado de ánimo   mal · · · normal · · · bien   ○○○○○○○○○

Ejercicio

Notas, objetivos, acontecimientos diarios

Registro de alimentos

Alimentación	Tiempo	Inmediatamente	Después de 1 hora	Después de 3 horas

Realice un seguimiento de su dieta, estado de ánimo, comidas, calorías, medicamentos/suplementos, ejercicio, peso y cirugía de bypass gástrico.

Libro de registro de la manga gástrica

Fecha : / /

Peso

Consumo de agua

1 Taza = 8 OZ

Medicamentos/suplementos

	bajo	medio	alto
Calidad del sueño	○	○	○
Nivel de energía	○	○	○
Nivel de actividad	○	○	○

Mi estado de ánimo — mal · normal · bien
○○○○○○○○○

Ejercicio

Notas, objetivos, acontecimientos diarios

Registro de alimentos

Alimentación	Tiempo	Inmediatamente	Después de 1 hora	Después de 3 horas

Realice un seguimiento de su dieta, estado de ánimo, comidas, calorías, medicamentos/suplementos, ejercicio, peso y cirugía de bypass gástrico.

Libro de registro de la manga gástrica

Fecha :   /   /

Peso

Medicamentos/suplementos

Consumo de agua

1 Taza = 8 OZ

	bajo	medio	alto
Calidad del sueño	○	○	○
Nivel de energía	○	○	○
Nivel de actividad	○	○	○

Mi estado de ánimo   mal   normal   bien
○○○○○○○○○

Ejercicio

Notas, objetivos, acontecimientos diarios

Registro de alimentos

Alimentación	Tiempo	Inmediatamente	Después de 1 hora	Después de 3 horas

Realice un seguimiento de su dieta, estado de ánimo, comidas, calorías,medicamentos/suplementos, ejercicio, peso y cirugía de bypass gástrico.

Libro de registro de la manga gástrica

Fecha :   /   /

Peso

Medicamentos/suplementos

Consumo de agua

1 Taza = 8 OZ

	bajo	medio	alto
Calidad del sueño	○	○	○
Nivel de energía	○	○	○
Nivel de actividad	○	○	○

Mi estado de ánimo   *mal* — *normal* — *bien*   ○○○○○○○○○

Ejercicio

Notas, objetivos, acontecimientos diarios

Registro de alimentos

Alimentación	Tiempo	Inmediatamente	Después de 1 hora	Después de 3 horas

Realice un seguimiento de su dieta, estado de ánimo, comidas, calorías, medicamentos/suplementos, ejercicio, peso y cirugía de bypass gástrico.

Libro de registro de la manga gástrica

Fecha : / /

Peso

Consumo de agua

1 Taza = 8 OZ

Medicamentos/suplementos

	bajo	medio	alto
Calidad del sueño	○	○	○
Nivel de energía	○	○	○
Nivel de actividad	○	○	○

Mi estado de ánimo mal normal bien

Ejercicio

Notas, objetivos, acontecimientos diarios

Registro de alimentos

Alimentación	Tiempo	Inmediatamente	Después de 1 hora	Después de 3 horas

Realice un seguimiento de su dieta, estado de ánimo, comidas, calorías, medicamentos/suplementos, ejercicio, peso y cirugía de bypass gástrico.

Libro de registro de la manga gástrica

Fecha : / /

Peso

Consumo de agua

1 Taza = 8 OZ

	bajo	medio	alto
Calidad del sueño	○	○	○
Nivel de energía	○	○	○
Nivel de actividad	○	○	○

Medicamentos/suplementos

Mi estado de ánimo mal — normal — bien ○○○○○○○○○

Ejercicio

Notas, objetivos, acontecimientos diarios

Registro de alimentos

Alimentación	Tiempo	Inmediatamente	Después de 1 hora	Después de 3 horas

Realice un seguimiento de su dieta, estado de ánimo, comidas,
calorías, medicamentos/suplementos, ejercicio, peso y cirugía de bypass gástrico.

Libro de registro de la manga gástrica

Fecha : / /

Peso

Consumo de agua

1 Taza = 8 OZ

Medicamentos/suplementos

	bajo	medio	alto
Calidad del sueño	○	○	○
Nivel de energía	○	○	○
Nivel de actividad	○	○	○

Mi estado de ánimo   mal · · · · normal · · · · bien
○○○○○○○○○

Ejercicio

Notas, objetivos, acontecimientos diarios

Registro de alimentos

Alimentación	Tiempo	Inmediatamente	Después de 1 hora	Después de 3 horas

Realice un seguimiento de su dieta, estado de ánimo, comidas, calorías, medicamentos/suplementos, ejercicio, peso y cirugía de bypass gástrico.

Libro de registro de la manga gástrica

Fecha : / /

Peso

Consumo de agua

1 Taza = 8 OZ

Medicamentos/suplementos

	bajo	medio	alto
Calidad del sueño	○	○	○
Nivel de energía	○	○	○
Nivel de actividad	○	○	○

Mi estado de ánimo — mal · normal · bien

Ejercicio

Notas, objetivos, acontecimientos diarios

Registro de alimentos

Alimentación	Tiempo	Inmediatamente	Después de 1 hora	Después de 3 horas

Realice un seguimiento de su dieta, estado de ánimo, comidas, calorías,medicamentos/suplementos, ejercicio, peso y cirugía de bypass gástrico.

Libro de registro de la manga gástrica

Fecha :   / /

Peso

Consumo de agua

1 Taza = 8 OZ

Medicamentos/suplementos

	bajo	medio	alto
Calidad del sueño	○	○	○
Nivel de energía	○	○	○
Nivel de actividad	○	○	○

Mi estado de ánimo   mal   normal   bien   ○○○○○○○○○

Ejercicio

Notas, objetivos, acontecimientos diarios

Registro de alimentos

Alimentación	Tiempo	Inmediatamente	Después de 1 hora	Después de 3 horas

Realice un seguimiento de su dieta, estado de ánimo, comidas, calorías, medicamentos/suplementos, ejercicio, peso y cirugía de bypass gástrico.

Libro de registro de la manga gástrica

Fecha : / /

Peso

Consumo de agua
1 Taza = 8 OZ

Medicamentos/suplementos

	bajo	medio	alto
Calidad del sueño	○	○	○
Nivel de energía	○	○	○
Nivel de actividad	○	○	○

Mi estado de ánimo — mal · normal · bien

Ejercicio

Notas, objetivos, acontecimientos diarios

Registro de alimentos

Alimentación	Tiempo	Inmediatamente	Después de 1 hora	Después de 3 horas

Realice un seguimiento de su dieta, estado de ánimo, comidas, calorías,medicamentos/suplementos, ejercicio, peso y cirugía de bypass gástrico.

Libro de registro de la manga gástrica

Fecha : / /

Peso

Consumo de agua

1 Taza = 8 OZ

Medicamentos/suplementos

	bajo	medio	alto
Calidad del sueño	○	○	○
Nivel de energía	○	○	○
Nivel de actividad	○	○	○

Mi estado de ánimo mal — normal — bien ○○○○○○○○○

Ejercicio

Notas, objetivos, acontecimientos diarios

Registro de alimentos

Alimentación	Tiempo	Inmediatamente	Después de 1 hora	Después de 3 horas

Realice un seguimiento de su dieta, estado de ánimo, comidas, calorías, medicamentos/suplementos, ejercicio, peso y cirugía de bypass gástrico.

Libro de registro de la manga gástrica

Fecha :   / /

Peso

Consumo de agua

1 Taza = 8 OZ

Medicamentos/suplementos

	bajo	medio	alto
Calidad del sueño	○	○	○
Nivel de energía	○	○	○
Nivel de actividad	○	○	○

Mi estado de ánimo

mal — normal — bien

○○○○○○○○○

Ejercicio

Notas, objetivos, acontecimientos diarios

Registro de alimentos

Alimentación	Tiempo	Inmediatamente	Después de 1 hora	Después de 3 horas

Realice un seguimiento de su dieta, estado de ánimo, comidas, calorías, medicamentos/suplementos, ejercicio, peso y cirugía de bypass gástrico.

Libro de registro de la manga gástrica

Fecha : / /

Peso

Consumo de agua

1 Taza = 8 OZ

Medicamentos/suplementos

	bajo	medio	alto
Calidad del sueño	○	○	○
Nivel de energía	○	○	○
Nivel de actividad	○	○	○

Mi estado de ánimo — mal · normal · bien

Ejercicio

Notas, objetivos, acontecimientos diarios

Registro de alimentos

Alimentación	Tiempo	Inmediatamente	Después de 1 hora	Después de 3 horas

Realice un seguimiento de su dieta, estado de ánimo, comidas, calorías, medicamentos/suplementos, ejercicio, peso y cirugía de bypass gástrico.

Libro de registro de la manga gástrica

Fecha : / /

Peso

Consumo de agua

1 Taza = 8 OZ

Medicamentos/suplementos

	bajo	medio	alto
Calidad del sueño	○	○	○
Nivel de energía	○	○	○
Nivel de actividad	○	○	○

Mi estado de ánimo — mal · normal · bien

Ejercicio

Notas, objetivos, acontecimientos diarios

Registro de alimentos

Alimentación	Tiempo	Inmediatamente	Después de 1 hora	Después de 3 horas

Realice un seguimiento de su dieta, estado de ánimo, comidas, calorías, medicamentos/suplementos, ejercicio, peso y cirugía de bypass gástrico.

Libro de registro de la manga gástrica

Fecha :   /   /

Peso

Consumo de agua

1 Taza = 8 OZ

Medicamentos/suplementos

	bajo	medio	alto
Calidad del sueño	○	○	○
Nivel de energía	○	○	○
Nivel de actividad	○	○	○

Mi estado de ánimo mal — normal — bien ○○○○○○○○○

Ejercicio

Notas, objetivos, acontecimientos diarios

Registro de alimentos

Alimentación	Tiempo	Inmediatamente	Después de 1 hora	Después de 3 horas

Realice un seguimiento de su dieta, estado de ánimo, comidas, calorías, medicamentos/suplementos, ejercicio, peso y cirugía de bypass gástrico.

Libro de registro de la manga gástrica

Fecha :   /   /

Peso

Medicamentos/suplementos

Consumo de agua

1 Taza = 8 OZ

	bajo	medio	alto
Calidad del sueño	○	○	○
Nivel de energía	○	○	○
Nivel de actividad	○	○	○

Mi estado de ánimo

mal   normal   bien

○○○○○○○○○

Ejercicio

Notas, objetivos, acontecimientos diarios

Registro de alimentos

Alimentación	Tiempo	Inmediatamente	Después de 1 hora	Después de 3 horas

Realice un seguimiento de su dieta, estado de ánimo, comidas, calorías, medicamentos/suplementos, ejercicio, peso y cirugía de bypass gástrico.

Libro de registro de la manga gástrica

Fecha :   /   /

Peso

Medicamentos/suplementos

Consumo de agua

1 Taza = 8 OZ

	bajo	medio	alto
Calidad del sueño	○	○	○
Nivel de energía	○	○	○
Nivel de actividad	○	○	○

Mi estado de ánimo   mal · normal · bien
○○○○○○○○○

Ejercicio

Notas, objetivos, acontecimientos diarios

Registro de alimentos

Alimentación	Tiempo	Inmediatamente	Después de 1 hora	Después de 3 horas

Realice un seguimiento de su dieta, estado de ánimo, comidas, calorías, medicamentos/suplementos, ejercicio, peso y cirugía de bypass gástrico.

Libro de registro de la manga gástrica

Fecha : / /

Peso

Consumo de agua

1 Taza = 8 OZ

Medicamentos/suplementos

	bajo	medio	alto
Calidad del sueño	○	○	○
Nivel de energía	○	○	○
Nivel de actividad	○	○	○

Mi estado de ánimo — mal · normal · bien

Ejercicio

Notas, objetivos, acontecimientos diarios

Registro de alimentos

Alimentación	Tiempo	Inmediatamente	Después de 1 hora	Después de 3 horas

Realice un seguimiento de su dieta, estado de ánimo, comidas, calorías, medicamentos/suplementos, ejercicio, peso y cirugía de bypass gástrico.

Libro de registro de la manga gástrica

Fecha : / /

Peso

Consumo de agua

1 Taza = 8 OZ

Medicamentos/suplementos

	bajo	medio	alto
Calidad del sueño	○	○	○
Nivel de energía	○	○	○
Nivel de actividad	○	○	○

Mi estado de ánimo — mal — normal — bien

Ejercicio

Notas, objetivos, acontecimientos diarios

Registro de alimentos

Alimentación	Tiempo	Inmediatamente	Después de 1 hora	Después de 3 horas

Realice un seguimiento de su dieta, estado de ánimo, comidas, calorías, medicamentos/suplementos, ejercicio, peso y cirugía de bypass gástrico.

Libro de registro de la manga gástrica

Fecha :   / /

Peso

Consumo de agua

1 Taza = 8 OZ

Medicamentos/suplementos

	bajo	medio	alto
Calidad del sueño	○	○	○
Nivel de energía	○	○	○
Nivel de actividad	○	○	○

Mi estado de ánimo   mal · normal · bien   ○○○○○○○○○

Ejercicio

Notas, objetivos, acontecimientos diarios

Registro de alimentos

Alimentación	Tiempo	Inmediatamente	Después de 1 hora	Después de 3 horas

Realice un seguimiento de su dieta, estado de ánimo, comidas, calorías, medicamentos/suplementos, ejercicio, peso y cirugía de bypass gástrico.

Libro de registro de la manga gástrica

Fecha : / /

Peso

Consumo de agua

1 Taza = 8 OZ

Medicamentos/suplementos

	bajo	medio	alto
Calidad del sueño	○	○	○
Nivel de energía	○	○	○
Nivel de actividad	○	○	○

Mi estado de ánimo   mal — normal — bien   ○○○○○○○○○

Ejercicio

Notas, objetivos, acontecimientos diarios

Registro de alimentos

Alimentación	Tiempo	Inmediatamente	Después de 1 hora	Después de 3 horas

Realice un seguimiento de su dieta, estado de ánimo, comidas, calorías, medicamentos/suplementos, ejercicio, peso y cirugía de bypass gástrico.

Libro de registro de la manga gástrica

Fecha : / /

Peso

Consumo de agua

1 Taza = 8 OZ

	bajo	medio	alto
Calidad del sueño	○	○	○
Nivel de energía	○	○	○
Nivel de actividad	○	○	○

Medicamentos/suplementos

Mi estado de ánimo   mal — normal — bien   ○○○○○○○○○

Ejercicio

Notas, objetivos, acontecimientos diarios

Registro de alimentos

Alimentación	Tiempo	Inmediatamente	Después de 1 hora	Después de 3 horas

Realice un seguimiento de su dieta, estado de ánimo, comidas, calorías, medicamentos/suplementos, ejercicio, peso y cirugía de bypass gástrico.

Libro de registro de la manga gástrica

Fecha : / /

Peso

Consumo de agua

1 Taza = 8 OZ

Medicamentos/suplementos

____

____

____

	bajo	medio	alto
Calidad del sueño	○	○	○
Nivel de energía	○	○	○
Nivel de actividad	○	○	○

Mi estado de ánimo mal · normal · bien ○○○○○○○○○

Ejercicio

....

....

....

....

....

....

Notas, objetivos, acontecimientos diarios

....

....

....

....

....

....

Registro de alimentos

Alimentación	Tiempo	Inmediatamente	Después de 1 hora	Después de 3 horas

Realice un seguimiento de su dieta, estado de ánimo, comidas, calorías, medicamentos/suplementos, ejercicio, peso y cirugía de bypass gástrico.

Libro de registro de la manga gástrica

Fecha : / /

Peso

Consumo de agua

1 Taza = 8 OZ

Medicamentos/suplementos

	bajo	medio	alto
Calidad del sueño	○	○	○
Nivel de energía	○	○	○
Nivel de actividad	○	○	○

Mi estado de ánimo   mal — normal — bien
○○○○○○○○○

Ejercicio

Notas, objetivos, acontecimientos diarios

Registro de alimentos

Alimentación	Tiempo	Inmediatamente	Después de 1 hora	Después de 3 horas

Realice un seguimiento de su dieta, estado de ánimo, comidas, calorías,medicamentos/suplementos, ejercicio, peso y cirugía de bypass gástrico.

Libro de registro de la manga gástrica

Fecha : / /

Peso

Consumo de agua

1 Taza = 8 OZ

Medicamentos/suplementos

	bajo	medio	alto
Calidad del sueño	○	○	○
Nivel de energía	○	○	○
Nivel de actividad	○	○	○

Mi estado de ánimo   mal   normal   bien

Ejercicio

Notas, objetivos, acontecimientos diarios

Registro de alimentos

Alimentación	Tiempo	Inmediatamente	Después de 1 hora	Después de 3 horas

Realice un seguimiento de su dieta, estado de ánimo, comidas, calorías, medicamentos/suplementos, ejercicio, peso y cirugía de bypass gástrico.

Libro de registro de la manga gástrica

Fecha: / /

Peso

Consumo de agua

1 Taza = 8 OZ

Medicamentos/suplementos

	bajo	medio	alto
Calidad del sueño	○	○	○
Nivel de energía	○	○	○
Nivel de actividad	○	○	○

Mi estado de ánimo — mal · normal · bien ○○○○○○○○○

Ejercicio

Notas, objetivos, acontecimientos diarios

Registro de alimentos

Alimentación	Tiempo	Inmediatamente	Después de 1 hora	Después de 3 horas

Realice un seguimiento de su dieta, estado de ánimo, comidas, calorías, medicamentos/suplementos, ejercicio, peso y cirugía de bypass gástrico.

Libro de registro de la manga gástrica

Fecha :   /   /

Peso

Medicamentos/suplementos

Consumo de agua

1 Taza = 8 OZ

	bajo	medio	alto
Calidad del sueño	○	○	○
Nivel de energía	○	○	○
Nivel de actividad	○	○	○

Mi estado de ánimo   mal   normal   bien
○○○○○○○○○

Ejercicio

Notas, objetivos, acontecimientos diarios

Registro de alimentos

Alimentación	Tiempo	Inmediatamente	Después de 1 hora	Después de 3 horas

Realice un seguimiento de su dieta, estado de ánimo, comidas, calorías,medicamentos/suplementos, ejercicio, peso y cirugía de bypass gástrico.

Libro de registro de la manga gástrica

Fecha :   / /

Peso

Consumo de agua

1 Taza = 8 OZ

Medicamentos/suplementos

	bajo	medio	alto
Calidad del sueño	○	○	○
Nivel de energía	○	○	○
Nivel de actividad	○	○	○

Mi estado de ánimo   mal · · · · normal · · · · bien

Ejercicio

Notas, objetivos, acontecimientos diarios

Registro de alimentos

Alimentación	Tiempo	Inmediatamente	Después de 1 hora	Después de 3 horas

Realice un seguimiento de su dieta, estado de ánimo, comidas, calorías, medicamentos/suplementos, ejercicio, peso y cirugía de bypass gástrico.

Libro de registro de la manga gástrica

Fecha :   /   /

Peso

Consumo de agua

1 Taza = 8 OZ

Medicamentos/suplementos

	bajo	medio	alto
Calidad del sueño	○	○	○
Nivel de energía	○	○	○
Nivel de actividad	○	○	○

Mi estado de ánimo   mal — normal — bien   ○○○○○○○○○

Ejercicio

Notas, objetivos, acontecimientos diarios

Registro de alimentos

Alimentación	Tiempo	Inmediatamente	Después de 1 hora	Después de 3 horas

Realice un seguimiento de su dieta, estado de ánimo, comidas, calorías, medicamentos/suplementos, ejercicio, peso y cirugía de bypass gástrico.

Libro de registro de la manga gástrica

Fecha :   /   /

Peso

Consumo de agua

1 Taza = 8 OZ

Medicamentos/suplementos

	bajo	medio	alto
Calidad del sueño	○	○	○
Nivel de energía	○	○	○
Nivel de actividad	○	○	○

Mi estado de ánimo — mal · normal · bien

Ejercicio

Notas, objetivos, acontecimientos diarios

Registro de alimentos

Alimentación	Tiempo	Inmediatamente	Después de 1 hora	Después de 3 horas

Realice un seguimiento de su dieta, estado de ánimo, comidas, calorías, medicamentos/suplementos, ejercicio, peso y cirugía de bypass gástrico.

Libro de registro de la manga gástrica

Fecha : / /

Peso

Consumo de agua

1 Taza = 8 OZ

Medicamentos/suplementos

	bajo	medio	alto
Calidad del sueño	○	○	○
Nivel de energía	○	○	○
Nivel de actividad	○	○	○

Mi estado de ánimo — mal · normal · bien

Ejercicio

Notas, objetivos, acontecimientos diarios

Registro de alimentos

Alimentación	Tiempo	Inmediatamente	Después de 1 hora	Después de 3 horas

Realice un seguimiento de su dieta, estado de ánimo, comidas, calorías,medicamentos/suplementos, ejercicio, peso y cirugía de bypass gástrico.

Libro de registro de la manga gástrica

Fecha : / /

Peso

Consumo de agua

1 Taza = 8 OZ

Medicamentos/suplementos

	bajo	medio	alto
Calidad del sueño	○	○	○
Nivel de energía	○	○	○
Nivel de actividad	○	○	○

Mi estado de ánimo   mal ▾   normal ▾   bien ▾   ○○○○○○○○○

Ejercicio

Notas, objetivos, acontecimientos diarios

Registro de alimentos

Alimentación	Tiempo	Inmediatamente	Después de 1 hora	Después de 3 horas

Realice un seguimiento de su dieta, estado de ánimo, comidas, calorías, medicamentos/suplementos, ejercicio, peso y cirugía de bypass gástrico.

Libro de registro de la manga gástrica

Fecha :   /   /

Peso

Consumo de agua

1 Taza = 8 OZ

	bajo	**medio**	**alto**
Calidad del sueño	○	○	○
Nivel de energía	○	○	○
Nivel de actividad	○	○	○

Medicamentos/suplementos

Mi estado de ánimo   *mal*   *normal*   *bien*
○○○○○○○○○

Ejercicio

Notas, objetivos, acontecimientos diarios

Registro de alimentos

Alimentación	Tiempo	Inmediatamente	Después de 1 hora	Después de 3 horas

Realice un seguimiento de su dieta, estado de ánimo, comidas, calorías,medicamentos/suplementos, ejercicio, peso y cirugía de bypass gástrico.

Libro de registro de la manga gástrica

Fecha : / /

Peso

Consumo de agua

1 Taza = 8 OZ

Medicamentos/suplementos

	bajo	medio	alto
Calidad del sueño	○	○	○
Nivel de energía	○	○	○
Nivel de actividad	○	○	○

Mi estado de ánimo — mal · normal · bien
○○○○○○○○○

Ejercicio

Notas, objetivos, acontecimientos diarios

Registro de alimentos

Alimentación	Tiempo	Inmediatamente	Después de 1 hora	Después de 3 horas

Realice un seguimiento de su dieta, estado de ánimo, comidas, calorías, medicamentos/suplementos, ejercicio, peso y cirugía de bypass gástrico.

Libro de registro de la manga gástrica

Fecha : / /

Peso

Consumo de agua

1 Taza = 8 OZ

Medicamentos/suplementos

	bajo	medio	alto
Calidad del sueño	○	○	○
Nivel de energía	○	○	○
Nivel de actividad	○	○	○

Mi estado de ánimo — mal · normal · bien

○○○○○○○○○

Ejercicio

Notas, objetivos, acontecimientos diarios

Registro de alimentos

Alimentación	Tiempo	Inmediatamente	Después de 1 hora	Después de 3 horas

Realice un seguimiento de su dieta, estado de ánimo, comidas, calorías, medicamentos/suplementos, ejercicio, peso y cirugía de bypass gástrico.

Libro de registro de la manga gástrica

Fecha : / /

Peso

Consumo de agua

1 Taza = 8 OZ

Medicamentos/suplementos

	bajo	medio	alto
Calidad del sueño	○	○	○
Nivel de energía	○	○	○
Nivel de actividad	○	○	○

Mi estado de ánimo mal — normal — bien

○○○○○○○○○

Ejercicio

Notas, objetivos, acontecimientos diarios

Registro de alimentos

Alimentación	Tiempo	Inmediatamente	Después de 1 hora	Después de 3 horas

Realice un seguimiento de su dieta, estado de ánimo, comidas, calorías,medicamentos/suplementos, ejercicio, peso y cirugía de bypass gástrico.

Libro de registro de la manga gástrica

Fecha : / /

Peso

Consumo de agua

1 Taza = 8 OZ

Medicamentos/suplementos

	bajo	medio	alto
Calidad del sueño	○	○	○
Nivel de energía	○	○	○
Nivel de actividad	○	○	○

Mi estado de ánimo — mal ・ normal ・ bien

Ejercicio

Notas, objetivos, acontecimientos diarios

Registro de alimentos

Alimentación	Tiempo	Inmediatamente	Después de 1 hora	Después de 3 horas

Realice un seguimiento de su dieta, estado de ánimo, comidas, calorías, medicamentos/suplementos, ejercicio, peso y cirugía de bypass gástrico.

Libro de registro de la manga gástrica

Fecha :   /   /

Peso

Medicamentos/suplementos

Consumo de agua

1 Taza = 8 OZ

	bajo	medio	alto
Calidad del sueño	○	○	○
Nivel de energía	○	○	○
Nivel de actividad	○	○	○

Mi estado de ánimo mal — normal — bien ○○○○○○○○○

Ejercicio

Notas, objetivos, acontecimientos diarios

Registro de alimentos

Alimentación	Tiempo	Inmediatamente	Después de 1 hora	Después de 3 horas

Realice un seguimiento de su dieta, estado de ánimo, comidas, calorías, medicamentos/suplementos, ejercicio, peso y cirugía de bypass gástrico.

Libro de registro de la manga gástrica

Fecha :   /   /
Peso

Medicamentos/suplementos

____

____

____

Consumo de agua

1 Taza = 8 OZ

	bajo	medio	alto
Calidad del sueño	○	○	○
Nivel de energía	○	○	○
Nivel de actividad	○	○	○

Mi estado de ánimo   mal   normal   bien
○○○○○○○○○

Ejercicio

____

____

____

____

____

____

Notas, objetivos, acontecimientos diarios

____

____

____

____

____

____

Registro de alimentos

Alimentación	Tiempo	Inmediatamente	Después de 1 hora	Después de 3 horas

Realice un seguimiento de su dieta, estado de ánimo, comidas, calorías,medicamentos/suplementos, ejercicio, peso y cirugía de bypass gástrico.

Libro de registro de la manga gástrica

Fecha :   / /

Peso

Medicamentos/suplementos

Consumo de agua

1 Taza = 8 OZ

	bajo	medio	alto
Calidad del sueño	○	○	○
Nivel de energía	○	○	○
Nivel de actividad	○	○	○

Mi estado de ánimo mal normal bien
○○○○○○○○

Ejercicio

Notas, objetivos, acontecimientos diarios

Registro de alimentos

Alimentación	Tiempo	Inmediatamente	Después de 1 hora	Después de 3 horas

Realice un seguimiento de su dieta, estado de ánimo, comidas, calorías, medicamentos/suplementos, ejercicio, peso y cirugía de bypass gástrico.

Libro de registro de la manga gástrica

Fecha :   /   /

Peso

Consumo de agua

1 Taza = 8 OZ

Medicamentos/suplementos

	bajo	medio	alto
Calidad del sueño	○	○	○
Nivel de energía	○	○	○
Nivel de actividad	○	○	○

Mi estado de ánimo   mal — normal — bien   ○○○○○○○○○

Ejercicio

Notas, objetivos, acontecimientos diarios

Registro de alimentos

Alimentación	Tiempo	Inmediatamente	Después de 1 hora	Después de 3 horas

Realice un seguimiento de su dieta, estado de ánimo, comidas, calorías, medicamentos/suplementos, ejercicio, peso y cirugía de bypass gástrico.

Libro de registro de la manga gástrica

Fecha : / /

Peso

Consumo de agua

1 Taza = 8 OZ

Medicamentos/suplementos

	bajo	medio	alto
Calidad del sueño	○	○	○
Nivel de energía	○	○	○
Nivel de actividad	○	○	○

Mi estado de ánimo

mal — normal — bien

Ejercicio

Notas, objetivos, acontecimientos diarios

Registro de alimentos

Alimentación	Tiempo	Inmediatamente	Después de 1 hora	Después de 3 horas

Realice un seguimiento de su dieta, estado de ánimo, comidas, calorías, medicamentos/suplementos, ejercicio, peso y cirugía de bypass gástrico.

Libro de registro de la manga gástrica

Fecha :   /   /

Peso

Consumo de agua

1 Taza = 8 OZ

Medicamentos/suplementos

	bajo	medio	alto
Calidad del sueño	○	○	○
Nivel de energía	○	○	○
Nivel de actividad	○	○	○

Mi estado de ánimo   mal · normal · bien   ○○○○○○○○○

Ejercicio

Notas, objetivos, acontecimientos diarios

Registro de alimentos

Alimentación	Tiempo	Inmediatamente	Después de 1 hora	Después de 3 horas

Realice un seguimiento de su dieta, estado de ánimo, comidas, calorías, medicamentos/suplementos, ejercicio, peso y cirugía de bypass gástrico.

Libro de registro de la manga gástrica

Fecha : / /

Peso

Consumo de agua

1 Taza = 8 OZ

Medicamentos/suplementos

	bajo	medio	alto
Calidad del sueño	○	○	○
Nivel de energía	○	○	○
Nivel de actividad	○	○	○

Mi estado de ánimo mal — normal — bien ○○○○○○○○○

Ejercicio

Notas, objetivos, acontecimientos diarios

Registro de alimentos

Alimentación	Tiempo	Inmediatamente	Después de 1 hora	Después de 3 horas

Realice un seguimiento de su dieta, estado de ánimo, comidas, calorías,medicamentos/suplementos, ejercicio, peso y cirugía de bypass gástrico.

Libro de registro de la manga gástrica

Fecha : / /

Peso

Consumo de agua

1 Taza = 8 OZ

Medicamentos/suplementos

	bajo	medio	alto
Calidad del sueño	○	○	○
Nivel de energía	○	○	○
Nivel de actividad	○	○	○

Mi estado de ánimo — mal · normal · bien
○ ○ ○ ○ ○ ○ ○ ○ ○

Ejercicio

Notas, objetivos, acontecimientos diarios

Registro de alimentos

Alimentación	Tiempo	Inmediatamente	Después de 1 hora	Después de 3 horas

Realice un seguimiento de su dieta, estado de ánimo, comidas, calorías, medicamentos/suplementos, ejercicio, peso y cirugía de bypass gástrico.

Libro de registro de la manga gástrica

Fecha : / /

Peso

Consumo de agua

1 Taza = 8 OZ

Medicamentos/suplementos

	bajo	medio	alto
Calidad del sueño	○	○	○
Nivel de energía	○	○	○
Nivel de actividad	○	○	○

Mi estado de ánimo   mal — normal — bien
○○○○○○○○○

Ejercicio

Notas, objetivos, acontecimientos diarios

Registro de alimentos

Alimentación	Tiempo	Inmediatamente	Después de 1 hora	Después de 3 horas

*Realice un seguimiento de su dieta, estado de ánimo, comidas,
calorías, medicamentos/suplementos, ejercicio, peso y cirugía de bypass gástrico.*

Libro de registro de la manga gástrica

Fecha :   /   /

Peso

Medicamentos/suplementos

Consumo de agua

1 Taza = 8 OZ

	bajo	medio	alto
Calidad del sueño	○	○	○
Nivel de energía	○	○	○
Nivel de actividad	○	○	○

Mi estado de ánimo   mal — normal — bien
○ ○ ○ ○ ○ ○ ○ ○ ○

Ejercicio

Notas, objetivos, acontecimientos diarios

Registro de alimentos

Alimentación	Tiempo	Inmediatamente	Después de 1 hora	Después de 3 horas

Realice un seguimiento de su dieta, estado de ánimo, comidas, calorías, medicamentos/suplementos, ejercicio, peso y cirugía de bypass gástrico.

Libro de registro de la manga gástrica

Fecha :   /   /

Peso

Consumo de agua

1 Taza = 8 OZ

Medicamentos/suplementos

	bajo	medio	alto
Calidad del sueño	○	○	○
Nivel de energía	○	○	○
Nivel de actividad	○	○	○

Mi estado de ánimo   mal — normal — bien   ○○○○○○○○○

Ejercicio

Notas, objetivos, acontecimientos diarios

Registro de alimentos

Alimentación	Tiempo	Inmediatamente	Después de 1 hora	Después de 3 horas

Realice un seguimiento de su dieta, estado de ánimo, comidas, calorías, medicamentos/suplementos, ejercicio, peso y cirugía de bypass gástrico.

Libro de registro de la manga gástrica

Fecha : / /

Peso

Consumo de agua

1 Taza = 8 OZ

Medicamentos/suplementos

	bajo	medio	alto
Calidad del sueño	○	○	○
Nivel de energía	○	○	○
Nivel de actividad	○	○	○

Mi estado de ánimo — mal · normal · bien

Ejercicio

Notas, objetivos, acontecimientos diarios

Registro de alimentos

Alimentación	Tiempo	Inmediatamente	Después de 1 hora	Después de 3 horas

Realice un seguimiento de su dieta, estado de ánimo, comidas, calorías,medicamentos/suplementos, ejercicio, peso y cirugía de bypass gástrico.

Libro de registro de la manga gástrica

Fecha :   / /

Peso

Consumo de agua

1 Taza = 8 OZ

Medicamentos/suplementos

	bajo	medio	alto
Calidad del sueño	○	○	○
Nivel de energía	○	○	○
Nivel de actividad	○	○	○

Mi estado de ánimo   mal · normal · bien   ○○○○○○○○○

Ejercicio

Notas, objetivos, acontecimientos diarios

Registro de alimentos

Alimentación	Tiempo	Inmediatamente	Después de 1 hora	Después de 3 horas

Realice un seguimiento de su dieta, estado de ánimo, comidas, calorías, medicamentos/suplementos, ejercicio, peso y cirugía de bypass gástrico.

Libro de registro de la manga gástrica

Fecha :   / /

Peso

Consumo de agua

1 Taza = 8 OZ

Medicamentos/suplementos

	bajo	medio	alto
Calidad del sueño	○	○	○
Nivel de energía	○	○	○
Nivel de actividad	○	○	○

Mi estado de ánimo

mal — normal — bien

Ejercicio

Notas, objetivos, acontecimientos diarios

Registro de alimentos

Alimentación	Tiempo	Inmediatamente	Después de 1 hora	Después de 3 horas

Realice un seguimiento de su dieta, estado de ánimo, comidas, calorías, medicamentos/suplementos, ejercicio, peso y cirugía de bypass gástrico.

Libro de registro de la manga gástrica

Fecha :   / /

Peso

Consumo de agua

1 Taza = 8 OZ

Medicamentos/suplementos

	bajo	medio	alto
Calidad del sueño	○	○	○
Nivel de energía	○	○	○
Nivel de actividad	○	○	○

Mi estado de ánimo   mal — normal — bien
○ ○ ○ ○ ○ ○ ○ ○

Ejercicio

Notas, objetivos, acontecimientos diarios

Registro de alimentos

Alimentación	Tiempo	Inmediatamente	Después de 1 hora	Después de 3 horas

Realice un seguimiento de su dieta, estado de ánimo, comidas, calorías, medicamentos/suplementos, ejercicio, peso y cirugía de bypass gástrico.

Libro de registro de la manga gástrica

Fecha : / /

Peso

Consumo de agua

1 Taza = 8 OZ

Medicamentos/suplementos

	bajo	medio	alto
Calidad del sueño	○	○	○
Nivel de energía	○	○	○
Nivel de actividad	○	○	○

Mi estado de ánimo

mal — normal — bien

Ejercicio

Notas, objetivos, acontecimientos diarios

Registro de alimentos

Alimentación	Tiempo	Inmediatamente	Después de 1 hora	Después de 3 horas

Realice un seguimiento de su dieta, estado de ánimo, comidas, calorías, medicamentos/suplementos, ejercicio, peso y cirugía de bypass gástrico.

Libro de registro de la manga gástrica

Fecha : / /

Peso

Consumo de agua

1 Taza = 8 OZ

Medicamentos/suplementos

	bajo	medio	alto
Calidad del sueño	○	○	○
Nivel de energía	○	○	○
Nivel de actividad	○	○	○

Mi estado de ánimo

mal — normal — bien

○○○○○○○○○

Ejercicio

Notas, objetivos, acontecimientos diarios

Registro de alimentos

Alimentación	Tiempo	Inmediatamente	Después de 1 hora	Después de 3 horas

Realice un seguimiento de su dieta, estado de ánimo, comidas, calorías,medicamentos/suplementos, ejercicio, peso y cirugía de bypass gástrico.

Libro de registro de la manga gástrica

Fecha : / /

Peso

Consumo de agua

1 Taza = 8 OZ

Medicamentos/suplementos

	bajo	medio	alto
Calidad del sueño	○	○	○
Nivel de energía	○	○	○
Nivel de actividad	○	○	○

Mi estado de ánimo — mal — normal — bien

Ejercicio

Notas, objetivos, acontecimientos diarios

Registro de alimentos

Alimentación	Tiempo	Inmediatamente	Después de 1 hora	Después de 3 horas

Realice un seguimiento de su dieta, estado de ánimo, comidas, calorías, medicamentos/suplementos, ejercicio, peso y cirugía de bypass gástrico.

Libro de registro de la manga gástrica

Fecha : / /

Peso

Consumo de agua

1 Taza = 8 OZ

Medicamentos/suplementos

	bajo	medio	alto
Calidad del sueño	○	○	○
Nivel de energía	○	○	○
Nivel de actividad	○	○	○

Mi estado de ánimo

mal   normal   bien

Ejercicio

Notas, objetivos, acontecimientos diarios

Registro de alimentos

Alimentación	Tiempo	Inmediatamente	Después de 1 hora	Después de 3 horas

Realice un seguimiento de su dieta, estado de ánimo, comidas, calorías, medicamentos/suplementos, ejercicio, peso y cirugía de bypass gástrico.

Libro de registro de la manga gástrica

Fecha : / /

Peso

Consumo de agua

1 Taza = 8 OZ

Medicamentos/suplementos

	bajo	medio	alto
Calidad del sueño	○	○	○
Nivel de energía	○	○	○
Nivel de actividad	○	○	○

Mi estado de ánimo   mal — normal — bien
○○○○○○○○○

Ejercicio

Notas, objetivos, acontecimientos diarios

Registro de alimentos

Alimentación	Tiempo	Inmediatamente	Después de 1 hora	Después de 3 horas

Realice un seguimiento de su dieta, estado de ánimo, comidas, calorías, medicamentos/suplementos, ejercicio, peso y cirugía de bypass gástrico.

Libro de registro de la manga gástrica

Fecha : / /

Peso

Consumo de agua

1 Taza = 8 OZ

Medicamentos/suplementos

	bajo	medio	alto
Calidad del sueño	○	○	○
Nivel de energía	○	○	○
Nivel de actividad	○	○	○

Mi estado de ánimo mal — normal — bien
○○○○○○○○○

Ejercicio

Notas, objetivos, acontecimientos diarios

Registro de alimentos

Alimentación	Tiempo	Inmediatamente	Después de 1 hora	Después de 3 horas

Realice un seguimiento de su dieta, estado de ánimo, comidas, calorías, medicamentos/suplementos, ejercicio, peso y cirugía de bypass gástrico.

Libro de registro de la manga gástrica

Fecha :   /   /

Peso

Consumo de agua

1 Taza = 8 OZ

| | **Medicamentos/suplementos** |

Medicamentos/suplementos

	bajo	medio	alto
Calidad del sueño	○	○	○
Nivel de energía	○	○	○
Nivel de actividad	○	○	○

Mi estado de ánimo

mal   normal   bien

○○○○○○○○○

Ejercicio

Notas, objetivos, acontecimientos diarios

Registro de alimentos

Alimentación	Tiempo	Inmediatamente	Después de 1 hora	Después de 3 horas

Realice un seguimiento de su dieta, estado de ánimo, comidas, calorías, medicamentos/suplementos, ejercicio, peso y cirugía de bypass gástrico.

Libro de registro de la manga gástrica

Fecha : / /

Peso

Consumo de agua

1 Taza = 8 OZ

Medicamentos/suplementos

	bajo	medio	alto
Calidad del sueño	○	○	○
Nivel de energía	○	○	○
Nivel de actividad	○	○	○

Mi estado de ánimo   mal — normal — bien
○ ○ ○ ○ ○ ○ ○ ○ ○

Ejercicio

Notas, objetivos, acontecimientos diarios

Registro de alimentos

Alimentación	Tiempo	Inmediatamente	Después de 1 hora	Después de 3 horas

Realice un seguimiento de su dieta, estado de ánimo, comidas, calorías, medicamentos/suplementos, ejercicio, peso y cirugía de bypass gástrico.

Libro de registro de la manga gástrica

Fecha :   /   /

Peso

Consumo de agua

1 Taza = 8 OZ

Medicamentos/suplementos

	bajo	medio	alto
Calidad del sueño	○	○	○
Nivel de energía	○	○	○
Nivel de actividad	○	○	○

Mi estado de ánimo   *mal*   *normal*   *bien*
○○○○○○○○○

Ejercicio

Notas, objetivos, acontecimientos diarios

Registro de alimentos

Alimentación	Tiempo	Inmediatamente	Después de 1 hora	Después de 3 horas

Realice un seguimiento de su dieta, estado de ánimo, comidas, calorías, medicamentos/suplementos, ejercicio, peso y cirugía de bypass gástrico.

Libro de registro de la manga gástrica

Fecha : / /

Peso

Consumo de agua

1 Taza = 8 OZ

Medicamentos/suplementos

	bajo	medio	alto
Calidad del sueño	○	○	○
Nivel de energía	○	○	○
Nivel de actividad	○	○	○

Mi estado de ánimo

mal — normal — bien

○○○○○○○○○

Ejercicio

Notas, objetivos, acontecimientos diarios

Registro de alimentos

Alimentación	Tiempo	Inmediatamente	Después de 1 hora	Después de 3 horas

Realice un seguimiento de su dieta, estado de ánimo, comidas, calorías, medicamentos/suplementos, ejercicio, peso y cirugía de bypass gástrico.

Libro de registro de la manga gástrica

Fecha :   /   /

Peso

Consumo de agua

1 Taza = 8 OZ

Medicamentos/suplementos

	bajo	medio	alto
Calidad del sueño	○	○	○
Nivel de energía	○	○	○
Nivel de actividad	○	○	○

Mi estado de ánimo   mal — normal — bien   ○○○○○○○○○

Ejercicio

Notas, objetivos, acontecimientos diarios

Registro de alimentos

Alimentación	Tiempo	Inmediatamente	Después de 1 hora	Después de 3 horas

Realice un seguimiento de su dieta, estado de ánimo, comidas, calorías, medicamentos/suplementos, ejercicio, peso y cirugía de bypass gástrico.

Libro de registro de la manga gástrica

Fecha :   /   /

Peso

Consumo de agua

1 Taza = 8 OZ

Medicamentos/suplementos

	bajo	medio	alto
Calidad del sueño	○	○	○
Nivel de energía	○	○	○
Nivel de actividad	○	○	○

Mi estado de ánimo   mal ○○○○○○○○○ bien   (normal)

Ejercicio

Notas, objetivos, acontecimientos diarios

Registro de alimentos

Alimentación	Tiempo	Inmediatamente	Después de 1 hora	Después de 3 horas

Realice un seguimiento de su dieta, estado de ánimo, comidas, calorías, medicamentos/suplementos, ejercicio, peso y cirugía de bypass gástrico.

Libro de registro de la manga gástrica

Fecha : / /

Peso

Consumo de agua

1 Taza = 8 OZ

Medicamentos/suplementos

	bajo	medio	alto
Calidad del sueño	○	○	○
Nivel de energía	○	○	○
Nivel de actividad	○	○	○

Mi estado de ánimo mal normal bien ○○○○○○○○○

Ejercicio

Notas, objetivos, acontecimientos diarios

Registro de alimentos

Alimentación	Tiempo	Inmediatamente	Después de 1 hora	Después de 3 horas

Realice un seguimiento de su dieta, estado de ánimo, comidas, calorías, medicamentos/suplementos, ejercicio, peso y cirugía de bypass gástrico.

Libro de registro de la manga gástrica

Fecha : / /

Peso

Consumo de agua

1 Taza = 8 OZ

Medicamentos/suplementos

	bajo	medio	alto
Calidad del sueño	○	○	○
Nivel de energía	○	○	○
Nivel de actividad	○	○	○

Mi estado de ánimo mal — normal — bien ○○○○○○○○○

Ejercicio

Notas, objetivos, acontecimientos diarios

Registro de alimentos

Alimentación	Tiempo	Inmediatamente	Después de 1 hora	Después de 3 horas

Realice un seguimiento de su dieta, estado de ánimo, comidas, calorías, medicamentos/suplementos, ejercicio, peso y cirugía de bypass gástrico.

Libro de registro de la manga gástrica

Fecha : / /

Peso

Consumo de agua

1 Taza = 8 OZ

Medicamentos/suplementos

	bajo	medio	alto
Calidad del sueño	○	○	○
Nivel de energía	○	○	○
Nivel de actividad	○	○	○

Mi estado de ánimo   mal — normal — bien   ○○○○○○○○○

Ejercicio

Notas, objetivos, acontecimientos diarios

Registro de alimentos

Alimentación	Tiempo	Inmediatamente	Después de 1 hora	Después de 3 horas

Realice un seguimiento de su dieta, estado de ánimo, comidas, calorías, medicamentos/suplementos, ejercicio, peso y cirugía de bypass gástrico.

Libro de registro de la manga gástrica

Fecha :   / /

Peso

Consumo de agua

1 Taza = 8 OZ

Medicamentos/suplementos

	bajo	medio	alto
Calidad del sueño	○	○	○
Nivel de energía	○	○	○
Nivel de actividad	○	○	○

Mi estado de ánimo   mal — normal — bien
○○○○○○○○○

Ejercicio

Notas, objetivos, acontecimientos diarios

Registro de alimentos

Alimentación	Tiempo	Inmediatamente	Después de 1 hora	Después de 3 horas

Realice un seguimiento de su dieta, estado de ánimo, comidas, calorías,medicamentos/suplementos, ejercicio, peso y cirugía de bypass gástrico.

Libro de registro de la manga gástrica

Fecha :   /   /

Peso

Consumo de agua

1 Taza = 8 OZ

		bajo	medio	alto
Calidad del sueño		○	○	○
Nivel de energía		○	○	○
Nivel de actividad		○	○	○

Medicamentos/suplementos

Mi estado de ánimo   mal · · · normal · · · bien
○○○○○○○○○

Ejercicio

Notas, objetivos, acontecimientos diarios

Registro de alimentos

Alimentación	Tiempo	Inmediatamente	Después de 1 hora	Después de 3 horas

Realice un seguimiento de su dieta, estado de ánimo, comidas, calorías,medicamentos/suplementos, ejercicio, peso y cirugía de bypass gástrico.

Libro de registro de la manga gástrica

Fecha :   /   /

Peso

Medicamentos/suplementos

Consumo de agua

1 Taza = 8 OZ

	bajo	medio	alto
Calidad del sueño	○	○	○
Nivel de energía	○	○	○
Nivel de actividad	○	○	○

Mi estado de ánimo   mal · · · normal · · · bien   ○○○○○○○○○

Ejercicio

Notas, objetivos, acontecimientos diarios

Registro de alimentos

Alimentación	Tiempo	Inmediatamente	Después de 1 hora	Después de 3 horas

Realice un seguimiento de su dieta, estado de ánimo, comidas, calorías, medicamentos/suplementos, ejercicio, peso y cirugía de bypass gástrico.

Libro de registro de la manga gástrica

Fecha : / /

Peso

Consumo de agua

1 Taza = 8 OZ

Medicamentos/suplementos

	bajo	medio	alto
Calidad del sueño	○	○	○
Nivel de energía	○	○	○
Nivel de actividad	○	○	○

Mi estado de ánimo

mal — normal — bien

○○○○○○○○○

Ejercicio

Notas, objetivos, acontecimientos diarios

Registro de alimentos

Alimentación	Tiempo	Inmediatamente	Después de 1 hora	Después de 3 horas

Realice un seguimiento de su dieta, estado de ánimo, comidas, calorías, medicamentos/suplementos, ejercicio, peso y cirugía de bypass gástrico.

Libro de registro de la manga gástrica

Fecha :   /   /

Peso

Consumo de agua

1 Taza = 8 OZ

Medicamentos/suplementos

	bajo	medio	alto
Calidad del sueño	○	○	○
Nivel de energía	○	○	○
Nivel de actividad	○	○	○

Mi estado de ánimo   mal · · · normal · · · bien
○ ○ ○ ○ ○ ○ ○ ○ ○

Ejercicio

Notas, objetivos, acontecimientos diarios

Registro de alimentos

Alimentación	Tiempo	Inmediatamente	Después de 1 hora	Después de 3 horas

Realice un seguimiento de su dieta, estado de ánimo, comidas, calorías, medicamentos/suplementos, ejercicio, peso y cirugía de bypass gástrico.

Libro de registro de la manga gástrica

Fecha :   /   /

Peso

Consumo de agua

1 Taza = 8 OZ

Medicamentos/suplementos

	bajo	medio	alto
Calidad del sueño	○	○	○
Nivel de energía	○	○	○
Nivel de actividad	○	○	○

Mi estado de ánimo

mal · · · · · normal · · · · bien
○○○○○○○○○

Ejercicio

Notas, objetivos, acontecimientos diarios

Registro de alimentos

Alimentación	Tiempo	Inmediatamente	Después de 1 hora	Después de 3 horas

Realice un seguimiento de su dieta, estado de ánimo, comidas, calorías, medicamentos/suplementos, ejercicio, peso y cirugía de bypass gástrico.

Libro de registro de la manga gástrica

Fecha : / /

Peso

Consumo de agua

1 Taza = 8 OZ

Medicamentos/suplementos

	bajo	medio	alto
Calidad del sueño	○	○	○
Nivel de energía	○	○	○
Nivel de actividad	○	○	○

Mi estado de ánimo

mal — normal — bien

○○○○○○○○○

Ejercicio

Notas, objetivos, acontecimientos diarios

Registro de alimentos

Alimentación	Tiempo	Inmediatamente	Después de 1 hora	Después de 3 horas

Realice un seguimiento de su dieta, estado de ánimo, comidas, calorías, medicamentos/suplementos, ejercicio, peso y cirugía de bypass gástrico.

Libro de registro de la manga gástrica

Fecha :   / /

Peso

Consumo de agua

1 Taza = 8 OZ

Medicamentos/suplementos

	bajo	medio	alto
Calidad del sueño	○	○	○
Nivel de energía	○	○	○
Nivel de actividad	○	○	○

Mi estado de ánimo   mal   normal   bien
○○○○○○○○○

Ejercicio

Notas, objetivos, acontecimientos diarios

Registro de alimentos

Alimentación	Tiempo	Inmediatamente	Después de 1 hora	Después de 3 horas

Realice un seguimiento de su dieta, estado de ánimo, comidas, calorías, medicamentos/suplementos, ejercicio, peso y cirugía de bypass gástrico.

Libro de registro de la manga gástrica

Fecha : / /

Peso

Consumo de agua

1 Taza = 8 OZ

bajo	medio	alto
Calidad del sueño	○	○	○
Nivel de energía	○	○	○
Nivel de actividad	○	○	○

Medicamentos/suplementos

Mi estado de ánimo   mal   normal   bien
○○○○○○○○○

Ejercicio

Notas, objetivos, acontecimientos diarios

Registro de alimentos

Alimentación	Tiempo	Inmediatamente	Después de 1 hora	Después de 3 horas

Realice un seguimiento de su dieta, estado de ánimo, comidas, calorías, medicamentos/suplementos, ejercicio, peso y cirugía de bypass gástrico.

Libro de registro de la manga gástrica

Fecha : / /

Peso

Consumo de agua

1 Taza = 8 OZ

Medicamentos/suplementos

	bajo	medio	alto
Calidad del sueño	○	○	○
Nivel de energía	○	○	○
Nivel de actividad	○	○	○

Mi estado de ánimo   mal   normal   bien

Ejercicio

Notas, objetivos, acontecimientos diarios

Registro de alimentos

Alimentación	Tiempo	Inmediatamente	Después de 1 hora	Después de 3 horas

Realice un seguimiento de su dieta, estado de ánimo, comidas, calorías, medicamentos/suplementos, ejercicio, peso y cirugía de bypass gástrico.

Libro de registro de la manga gástrica

Fecha :   /   /

Peso

Consumo de agua

1 Taza = 8 OZ

Medicamentos/suplementos

	bajo	medio	alto
Calidad del sueño	○	○	○
Nivel de energía	○	○	○
Nivel de actividad	○	○	○

Mi estado de ánimo   mal — normal — bien   ○○○○○○○○○

Ejercicio

Notas, objetivos, acontecimientos diarios

Registro de alimentos

Alimentación	Tiempo	Inmediatamente	Después de 1 hora	Después de 3 horas

Realice un seguimiento de su dieta, estado de ánimo, comidas, calorías, medicamentos/suplementos, ejercicio, peso y cirugía de bypass gástrico.

Libro de registro de la manga gástrica

Fecha :   /   /

Peso

Consumo de agua

1 Taza = 8 OZ

Medicamentos/suplementos

	bajo	medio	alto
Calidad del sueño	○	○	○
Nivel de energía	○	○	○
Nivel de actividad	○	○	○

Mi estado de ánimo   mal   normal   bien

Ejercicio

Notas, objetivos, acontecimientos diarios

Registro de alimentos

Alimentación	Tiempo	Inmediatamente	Después de 1 hora	Después de 3 horas

Realice un seguimiento de su dieta, estado de ánimo, comidas, calorías, medicamentos/suplementos, ejercicio, peso y cirugía de bypass gástrico.

Libro de registro de la manga gástrica

Fecha :   / /

Peso

Consumo de agua

1 Taza = 8 OZ

Medicamentos/suplementos

	bajo	medio	alto
Calidad del sueño	○	○	○
Nivel de energía	○	○	○
Nivel de actividad	○	○	○

Mi estado de ánimo   mal   normal   bien   ○○○○○○○○○

Ejercicio

Notas, objetivos, acontecimientos diarios

Registro de alimentos

Alimentación	Tiempo	Inmediatamente	Después de 1 hora	Después de 3 horas

Realice un seguimiento de su dieta, estado de ánimo, comidas, calorías,medicamentos/suplementos, ejercicio, peso y cirugía de bypass gástrico.

Libro de registro de la manga gástrica

Fecha : / /

Peso

Consumo de agua

1 Taza = 8 OZ

Medicamentos/suplementos

	bajo	medio	alto
Calidad del sueño	○	○	○
Nivel de energía	○	○	○
Nivel de actividad	○	○	○

Mi estado de ánimo

mal — normal — bien

○○○○○○○○○

Ejercicio

Notas, objetivos, acontecimientos diarios

Registro de alimentos

Alimentación	Tiempo	Inmediatamente	Después de 1 hora	Después de 3 horas

Realice un seguimiento de su dieta, estado de ánimo, comidas, calorías, medicamentos/suplementos, ejercicio, peso y cirugía de bypass gástrico.

Libro de registro de la manga gástrica

Fecha :   / /

Peso

Medicamentos/suplementos

Consumo de agua

1 Taza = 8 OZ

	bajo	medio	alto
Calidad del sueño	○	○	○
Nivel de energía	○	○	○
Nivel de actividad	○	○	○

Mi estado de ánimo   mal — normal — bien
○ ○ ○ ○ ○ ○ ○ ○ ○

Ejercicio

Notas, objetivos, acontecimientos diarios

Registro de alimentos

Alimentación	Tiempo	Inmediatamente	Después de 1 hora	Después de 3 horas

Realice un seguimiento de su dieta, estado de ánimo, comidas, calorías, medicamentos/suplementos, ejercicio, peso y cirugía de bypass gástrico.

Libro de registro de la manga gástrica

Fecha : / /

Peso

Consumo de agua

1 Taza = 8 OZ

Medicamentos/suplementos

	bajo	medio	alto
Calidad del sueño	○	○	○
Nivel de energía	○	○	○
Nivel de actividad	○	○	○

Mi estado de ánimo — mal — normal — bien
○○○○○○○○○

Ejercicio

Notas, objetivos, acontecimientos diarios

Registro de alimentos

Alimentación	Tiempo	Inmediatamente	Después de 1 hora	Después de 3 horas

Realice un seguimiento de su dieta, estado de ánimo, comidas, calorías, medicamentos/suplementos, ejercicio, peso y cirugía de bypass gástrico.

Libro de registro de la manga gástrica

Fecha : / /

Peso

Consumo de agua

1 Taza = 8 OZ

Medicamentos/suplementos

	bajo	medio	alto
Calidad del sueño	○	○	○
Nivel de energía	○	○	○
Nivel de actividad	○	○	○

Mi estado de ánimo mal — normal — bien

Ejercicio

Notas, objetivos, acontecimientos diarios

Registro de alimentos

Alimentación	Tiempo	Inmediatamente	Después de 1 hora	Después de 3 horas

Realice un seguimiento de su dieta, estado de ánimo, comidas, calorías,medicamentos/suplementos, ejercicio, peso y cirugía de bypass gástrico.

Libro de registro de la manga gástrica

Fecha : / /

Peso

Consumo de agua

1 Taza = 8 OZ

Medicamentos/suplementos

	bajo	medio	alto
Calidad del sueño	○	○	○
Nivel de energía	○	○	○
Nivel de actividad	○	○	○

Mi estado de ánimo mal — normal — bien

○○○○○○○○○

Ejercicio

Notas, objetivos, acontecimientos diarios

Registro de alimentos

Alimentación	Tiempo	Inmediatamente	Después de 1 hora	Después de 3 horas

Realice un seguimiento de su dieta, estado de ánimo, comidas, calorías, medicamentos/suplementos, ejercicio, peso y cirugía de bypass gástrico.

Libro de registro de la manga gástrica

Fecha :   /   /

Peso

Consumo de agua

1 Taza = 8 OZ

Medicamentos/suplementos

	bajo	medio	alto
Calidad del sueño	○	○	○
Nivel de energía	○	○	○
Nivel de actividad	○	○	○

Mi estado de ánimo   mal — normal — bien   ○○○○○○○○○

Ejercicio

Notas, objetivos, acontecimientos diarios

Registro de alimentos

Alimentación	Tiempo	Inmediatamente	Después de 1 hora	Después de 3 horas

Realice un seguimiento de su dieta, estado de ánimo, comidas, calorías,medicamentos/suplementos, ejercicio, peso y cirugía de bypass gástrico.

Libro de registro de la manga gástrica

Fecha :   /   /

Peso

Consumo de agua

1 Taza = 8 OZ

Medicamentos/suplementos

	bajo	medio	alto
Calidad del sueño	○	○	○
Nivel de energía	○	○	○
Nivel de actividad	○	○	○

Mi estado de ánimo   mal ─ normal ─ bien
○○○○○○○○○

Ejercicio

Notas, objetivos, acontecimientos diarios

Registro de alimentos

Alimentación	Tiempo	Inmediatamente	Después de 1 hora	Después de 3 horas

Realice un seguimiento de su dieta, estado de ánimo, comidas, calorías, medicamentos/suplementos, ejercicio, peso y cirugía de bypass gástrico.

Libro de registro de la manga gástrica

Fecha : / /

Peso

Consumo de agua

1 Taza = 8 OZ

Medicamentos/suplementos

	bajo	medio	alto
Calidad del sueño	○	○	○
Nivel de energía	○	○	○
Nivel de actividad	○	○	○

Mi estado de ánimo mal — normal — bien ○○○○○○○○○

Ejercicio

Notas, objetivos, acontecimientos diarios

Registro de alimentos

Alimentación	Tiempo	Inmediatamente	Después de 1 hora	Después de 3 horas

Realice un seguimiento de su dieta, estado de ánimo, comidas, calorías, medicamentos/suplementos, ejercicio, peso y cirugía de bypass gástrico.

Libro de registro de la manga gástrica

Fecha : / /

Peso

Consumo de agua

1 Taza = 8 OZ

Medicamentos/suplementos

	bajo	medio	alto
Calidad del sueño	○	○	○
Nivel de energía	○	○	○
Nivel de actividad	○	○	○

Mi estado de ánimo — mal · normal · bien
○○○○○○○○○

Ejercicio

Notas, objetivos, acontecimientos diarios

Registro de alimentos

Alimentación	Tiempo	Inmediatamente	Después de 1 hora	Después de 3 horas

Realice un seguimiento de su dieta, estado de ánimo, comidas, calorías, medicamentos/suplementos, ejercicio, peso y cirugía de bypass gástrico.

Libro de registro de la manga gástrica

Fecha : / /

Peso

Consumo de agua

1 Taza = 8 OZ

Medicamentos/suplementos

	bajo	medio	alto
Calidad del sueño	○	○	○
Nivel de energía	○	○	○
Nivel de actividad	○	○	○

Mi estado de ánimo   mal — normal — bien   ○○○○○○○○○

Ejercicio

Notas, objetivos, acontecimientos diarios

Registro de alimentos

Alimentación	Tiempo	Inmediatamente	Después de 1 hora	Después de 3 horas

Realice un seguimiento de su dieta, estado de ánimo, comidas, calorías, medicamentos/suplementos, ejercicio, peso y cirugía de bypass gástrico.

Libro de registro de la manga gástrica

Fecha :   /   /

Peso

Consumo de agua

1 Taza = 8 OZ

Medicamentos/suplementos

	bajo	medio	alto
Calidad del sueño	○	○	○
Nivel de energía	○	○	○
Nivel de actividad	○	○	○

Mi estado de ánimo   mal   normal   bien   ○○○○○○○○○

Ejercicio

Notas, objetivos, acontecimientos diarios

Registro de alimentos

Alimentación	Tiempo	Inmediatamente	Después de 1 hora	Después de 3 horas

Realice un seguimiento de su dieta, estado de ánimo, comidas, calorías,medicamentos/suplementos, ejercicio, peso y cirugía de bypass gástrico.

Libro de registro de la manga gástrica

Fecha :   /   /

Peso

Consumo de agua

1 Taza = 8 OZ

Medicamentos/suplementos

	bajo	medio	alto
Calidad del sueño	○	○	○
Nivel de energía	○	○	○
Nivel de actividad	○	○	○

Mi estado de ánimo   mal · normal · bien
○ ○ ○ ○ ○ ○ ○ ○ ○

Ejercicio

Notas, objetivos, acontecimientos diarios

Registro de alimentos

Alimentación	Tiempo	Inmediatamente	Después de 1 hora	Después de 3 horas

Realice un seguimiento de su dieta, estado de ánimo, comidas, calorías, medicamentos/suplementos, ejercicio, peso y cirugía de bypass gástrico.

Libro de registro de la manga gástrica

Fecha : / /

Peso

Consumo de agua

1 Taza = 8 OZ

Medicamentos/suplementos

	bajo	medio	alto
Calidad del sueño	○	○	○
Nivel de energía	○	○	○
Nivel de actividad	○	○	○

Mi estado de ánimo   mal — normal — bien

Ejercicio

Notas, objetivos, acontecimientos diarios

Registro de alimentos

Alimentación	Tiempo	Inmediatamente	Después de 1 hora	Después de 3 horas

Realice un seguimiento de su dieta, estado de ánimo, comidas, calorías,medicamentos/suplementos, ejercicio, peso y cirugía de bypass gástrico.

Libro de registro de la manga gástrica

Fecha : / /

Peso

Consumo de agua

1 Taza = 8 OZ

Medicamentos/suplementos

	bajo	medio	alto
Calidad del sueño	○	○	○
Nivel de energía	○	○	○
Nivel de actividad	○	○	○

Mi estado de ánimo   mal · · · normal · · · bien
○○○○○○○○○

Ejercicio

Notas, objetivos, acontecimientos diarios

Registro de alimentos

Alimentación	Tiempo	Inmediatamente	Después de 1 hora	Después de 3 horas

Realice un seguimiento de su dieta, estado de ánimo, comidas, calorías, medicamentos/suplementos, ejercicio, peso y cirugía de bypass gástrico.

Libro de registro de la manga gástrica

Fecha : / /

Peso

Consumo de agua

1 Taza = 8 OZ

Medicamentos/suplementos

____

____

____

	bajo	medio	alto
Calidad del sueño	○	○	○
Nivel de energía	○	○	○
Nivel de actividad	○	○	○

Mi estado de ánimo   mal — normal — bien   ○○○○○○○○○

Ejercicio

Notas, objetivos, acontecimientos diarios

Registro de alimentos

Alimentación	Tiempo	Inmediatamente	Después de 1 hora	Después de 3 horas

Realice un seguimiento de su dieta, estado de ánimo, comidas, calorías, medicamentos/suplementos, ejercicio, peso y cirugía de bypass gástrico.

Libro de registro de la manga gástrica

Fecha :   /   /

Peso

Consumo de agua

1 Taza = 8 OZ

		bajo	medio	alto
Calidad del sueño		◯	◯	◯
Nivel de energía		◯	◯	◯
Nivel de actividad		◯	◯	◯

Mi estado de ánimo

mal — normal — bien

◯◯◯◯◯◯◯◯◯

Ejercicio

Notas, objetivos, acontecimientos diarios

Registro de alimentos

Alimentación	Tiempo	Inmediatamente	Después de 1 hora	Después de 3 horas

Realice un seguimiento de su dieta, estado de ánimo, comidas, calorías,medicamentos/suplementos, ejercicio, peso y cirugía de bypass gástrico.

Libro de registro de la manga gástrica

Fecha : / /

Peso

Consumo de agua

1 Taza = 8 OZ

Medicamentos/suplementos

	bajo	medio	alto
Calidad del sueño	○	○	○
Nivel de energía	○	○	○
Nivel de actividad	○	○	○

Mi estado de ánimo — mal · normal · bien
○○○○○○○○○

Ejercicio

Notas, objetivos, acontecimientos diarios

Registro de alimentos

Alimentación	Tiempo	Inmediatamente	Después de 1 hora	Después de 3 horas

Realice un seguimiento de su dieta, estado de ánimo, comidas, calorías, medicamentos/suplementos, ejercicio, peso y cirugía de bypass gástrico.

Libro de registro de la manga gástrica

Fecha : / /

Peso

Consumo de agua

1 Taza = 8 OZ

Medicamentos/suplementos

	bajo	medio	alto
Calidad del sueño	○	○	○
Nivel de energía	○	○	○
Nivel de actividad	○	○	○

Mi estado de ánimo mal — normal — bien ○○○○○○○○○

Ejercicio

Notas, objetivos, acontecimientos diarios

Registro de alimentos

Alimentación	Tiempo	Inmediatamente	Después de 1 hora	Después de 3 horas

Realice un seguimiento de su dieta, estado de ánimo, comidas, calorías, medicamentos/suplementos, ejercicio, peso y cirugía de bypass gástrico.

Libro de registro de la manga gástrica

Fecha :   / /

Peso

Medicamentos/suplementos

Consumo de agua

1 Taza = 8 OZ

	bajo	medio	alto
Calidad del sueño	○	○	○
Nivel de energía	○	○	○
Nivel de actividad	○	○	○

Mi estado de ánimo   mal   normal   bien   ○○○○○○○○○

Ejercicio

Notas, objetivos, acontecimientos diarios

Registro de alimentos

Alimentación	Tiempo	Inmediatamente	Después de 1 hora	Después de 3 horas

Realice un seguimiento de su dieta, estado de ánimo, comidas, calorías,medicamentos/suplementos, ejercicio, peso y cirugía de bypass gástrico.

Libro de registro de la manga gástrica

Fecha : / /

Peso

Consumo de agua

1 Taza = 8 OZ

Medicamentos/suplementos

	bajo	medio	alto
Calidad del sueño	○	○	○
Nivel de energía	○	○	○
Nivel de actividad	○	○	○

Mi estado de ánimo mal — normal — bien

Ejercicio

Notas, objetivos, acontecimientos diarios

Registro de alimentos

Alimentación	Tiempo	Inmediatamente	Después de 1 hora	Después de 3 horas

Realice un seguimiento de su dieta, estado de ánimo, comidas, calorías, medicamentos/suplementos, ejercicio, peso y cirugía de bypass gástrico.

Libro de registro de la manga gástrica

Fecha :   / /

Peso

Consumo de agua

1 Taza = 8 OZ

Medicamentos/suplementos

	bajo	medio	alto
Calidad del sueño	○	○	○
Nivel de energía	○	○	○
Nivel de actividad	○	○	○

Mi estado de ánimo   mal   normal   bien

Ejercicio

Notas, objetivos, acontecimientos diarios

Registro de alimentos

Alimentación	Tiempo	Inmediatamente	Después de 1 hora	Después de 3 horas

Realice un seguimiento de su dieta, estado de ánimo, comidas, calorías, medicamentos/suplementos, ejercicio, peso y cirugía de bypass gástrico.

Libro de registro de la manga gástrica

Fecha : / /

Peso

Consumo de agua

1 Taza = 8 OZ

Medicamentos/suplementos

	bajo	medio	alto
Calidad del sueño	○	○	○
Nivel de energía	○	○	○
Nivel de actividad	○	○	○

Mi estado de ánimo

mal — normal — bien

Ejercicio

Notas, objetivos, acontecimientos diarios

Registro de alimentos

Alimentación	Tiempo	Inmediatamente	Después de 1 hora	Después de 3 horas

Realice un seguimiento de su dieta, estado de ánimo, comidas, calorías, medicamentos/suplementos, ejercicio, peso y cirugía de bypass gástrico.

Libro de registro de la manga gástrica

Fecha : / /

Peso

Consumo de agua

1 Taza = 8 OZ

Medicamentos/suplementos

	bajo	medio	alto
Calidad del sueño	○	○	○
Nivel de energía	○	○	○
Nivel de actividad	○	○	○

Mi estado de ánimo mal — normal — bien
○○○○○○○○○

Ejercicio

Notas, objetivos, acontecimientos diarios

Registro de alimentos

Alimentación	Tiempo	Inmediatamente	Después de 1 hora	Después de 3 horas

Realice un seguimiento de su dieta, estado de ánimo, comidas, calorías, medicamentos/suplementos, ejercicio, peso y cirugía de bypass gástrico.

Libro de registro de la manga gástrica

Fecha :   /   /

Peso

Consumo de agua

1 Taza = 8 OZ

Medicamentos/suplementos

	bajo	medio	alto
Calidad del sueño	○	○	○
Nivel de energía	○	○	○
Nivel de actividad	○	○	○

Mi estado de ánimo

mal   normal   bien

Ejercicio

Notas, objetivos, acontecimientos diarios

Registro de alimentos

Alimentación	Tiempo	Inmediatamente	Después de 1 hora	Después de 3 horas

Realice un seguimiento de su dieta, estado de ánimo, comidas, calorías, medicamentos/suplementos, ejercicio, peso y cirugía de bypass gástrico.

Libro de registro de la manga gástrica

Fecha :   / /

Peso

Consumo de agua

1 Taza = 8 OZ

Medicamentos/suplementos

	bajo	medio	alto
Calidad del sueño	○	○	○
Nivel de energía	○	○	○
Nivel de actividad	○	○	○

Mi estado de ánimo   mal — normal — bien   ○○○○○○○○○

Ejercicio

Notas, objetivos, acontecimientos diarios

Registro de alimentos

Alimentación	Tiempo	Inmediatamente	Después de 1 hora	Después de 3 horas

Realice un seguimiento de su dieta, estado de ánimo, comidas, calorías, medicamentos/suplementos, ejercicio, peso y cirugía de bypass gástrico.

Libro de registro de la manga gástrica

Fecha :   /   /

Peso

Consumo de agua

1 Taza = 8 OZ

Medicamentos/suplementos

	bajo	medio	alto
Calidad del sueño	○	○	○
Nivel de energía	○	○	○
Nivel de actividad	○	○	○

Mi estado de ánimo   mal — normal — bien   ○○○○○○○○○

Ejercicio

Notas, objetivos, acontecimientos diarios

Registro de alimentos

Alimentación	Tiempo	Inmediatamente	Después de 1 hora	Después de 3 horas

Realice un seguimiento de su dieta, estado de ánimo, comidas, calorías, medicamentos/suplementos, ejercicio, peso y cirugía de bypass gástrico.

Libro de registro de la manga gástrica

Fecha : / /

Peso

Consumo de agua

1 Taza = 8 OZ

Medicamentos/suplementos

	bajo	medio	alto
Calidad del sueño	○	○	○
Nivel de energía	○	○	○
Nivel de actividad	○	○	○

Mi estado de ánimo — mal   normal   bien
○○○○○○○○○

Ejercicio

Notas, objetivos, acontecimientos diarios

Registro de alimentos

Alimentación	Tiempo	Inmediatamente	Después de 1 hora	Después de 3 horas

Realice un seguimiento de su dieta, estado de ánimo, comidas, calorías, medicamentos/suplementos, ejercicio, peso y cirugía de bypass gástrico.

Libro de registro de la manga gástrica

Fecha :   /   /

Peso

Consumo de agua

1 Taza = 8 OZ

Medicamentos/suplementos

	bajo	medio	alto
Calidad del sueño	○	○	○
Nivel de energía	○	○	○
Nivel de actividad	○	○	○

Mi estado de ánimo   mal   normal   bien   ○○○○○○○○○

Ejercicio

Notas, objetivos, acontecimientos diarios

Registro de alimentos

Alimentación	Tiempo	Inmediatamente	Después de 1 hora	Después de 3 horas

Realice un seguimiento de su dieta, estado de ánimo, comidas, calorías,medicamentos/suplementos, ejercicio, peso y cirugía de bypass gástrico.

Libro de registro de la manga gástrica

Fecha :   /   /

Peso

Consumo de agua

1 Taza = 8 OZ

Medicamentos/suplementos

	bajo	medio	alto
Calidad del sueño	○	○	○
Nivel de energía	○	○	○
Nivel de actividad	○	○	○

Mi estado de ánimo   mal — normal — bien
○ ○ ○ ○ ○ ○ ○ ○ ○

Ejercicio

Notas, objetivos, acontecimientos diarios

Registro de alimentos

Alimentación	Tiempo	Inmediatamente	Después de 1 hora	Después de 3 horas

Realice un seguimiento de su dieta, estado de ánimo, comidas, calorías,medicamentos/suplementos, ejercicio, peso y cirugía de bypass gástrico.

Libro de registro de la manga gástrica

Fecha : / /

Peso

Consumo de agua

1 Taza = 8 OZ

Medicamentos/suplementos

	bajo	medio	alto
Calidad del sueño	○	○	○
Nivel de energía	○	○	○
Nivel de actividad	○	○	○

Mi estado de ánimo mal — normal — bien
○○○○○○○○○

Ejercicio

Notas, objetivos, acontecimientos diarios

Registro de alimentos

Alimentación	Tiempo	Inmediatamente	Después de 1 hora	Después de 3 horas

Realice un seguimiento de su dieta, estado de ánimo, comidas, calorías, medicamentos/suplementos, ejercicio, peso y cirugía de bypass gástrico.

Libro de registro de la manga gástrica

Fecha :   /   /

Peso

Medicamentos/suplementos

Consumo de agua

1 Taza = 8 OZ

	bajo	medio	alto
Calidad del sueño	○	○	○
Nivel de energía	○	○	○
Nivel de actividad	○	○	○

Mi estado de ánimo   mal — normal — bien   ○○○○○○○○○

Ejercicio

Notas, objetivos, acontecimientos diarios

Registro de alimentos

Alimentación	Tiempo	Inmediatamente	Después de 1 hora	Después de 3 horas

Realice un seguimiento de su dieta, estado de ánimo, comidas, calorías, medicamentos/suplementos, ejercicio, peso y cirugía de bypass gástrico.

Libro de registro de la manga gástrica

Fecha :   /   /

Peso

Consumo de agua

1 Taza = 8 OZ

Medicamentos/suplementos

	bajo	medio	alto
Calidad del sueño	○	○	○
Nivel de energía	○	○	○
Nivel de actividad	○	○	○

Mi estado de ánimo   mal — normal — bien
○ ○ ○ ○ ○ ○ ○ ○ ○

Ejercicio

Notas, objetivos, acontecimientos diarios

Registro de alimentos

Alimentación	Tiempo	Inmediatamente	Después de 1 hora	Después de 3 horas

Realice un seguimiento de su dieta, estado de ánimo, comidas, calorías,medicamentos/suplementos, ejercicio, peso y cirugía de bypass gástrico.

Libro de registro de la manga gástrica

Fecha : / /

Peso

Consumo de agua

1 Taza = 8 OZ

Medicamentos/suplementos

	bajo	medio	alto
Calidad del sueño	○	○	○
Nivel de energía	○	○	○
Nivel de actividad	○	○	○

Mi estado de ánimo   mal   normal   bien
○○○○○○○○○

Ejercicio

Notas, objetivos, acontecimientos diarios

Registro de alimentos

Alimentación	Tiempo	Inmediatamente	Después de 1 hora	Después de 3 horas

Realice un seguimiento de su dieta, estado de ánimo, comidas, calorías, medicamentos/suplementos, ejercicio, peso y cirugía de bypass gástrico.

Libro de registro de la manga gástrica

Fecha : / /

Peso

Consumo de agua

1 Taza = 8 OZ

Medicamentos/suplementos

	bajo	medio	alto
Calidad del sueño	○	○	○
Nivel de energía	○	○	○
Nivel de actividad	○	○	○

Mi estado de ánimo mal — normal — bien

○○○○○○○○○

Ejercicio

Notas, objetivos, acontecimientos diarios

Registro de alimentos

Alimentación	Tiempo	Inmediatamente	Después de 1 hora	Después de 3 horas

Realice un seguimiento de su dieta, estado de ánimo, comidas, calorías, medicamentos/suplementos, ejercicio, peso y cirugía de bypass gástrico.

Libro de registro de la manga gástrica

Fecha :   / /

Peso

Medicamentos/suplementos

Consumo de agua

1 Taza = 8 OZ

	bajo	medio	alto
Calidad del sueño	○	○	○
Nivel de energía	○	○	○
Nivel de actividad	○	○	○

Mi estado de ánimo   mal — normal — bien   ○○○○○○○○○

Ejercicio

Notas, objetivos, acontecimientos diarios

Registro de alimentos

Alimentación	Tiempo	Inmediatamente	Después de 1 hora	Después de 3 horas

Realice un seguimiento de su dieta, estado de ánimo, comidas, calorías, medicamentos/suplementos, ejercicio, peso y cirugía de bypass gástrico.

www.ingramcontent.com/pod-product-compliance
Lightning Source LLC
LaVergne TN
LVHW011026200726
843509LV00011B/1200